AF596429

LE

CHOLÉRA-MORBUS.

Moyens à employer pour guérir de cette maladie et principes hygiéniques à suivre pour s'en préserver, extraits des mesures arrêtées dans Paris, par l'administration supérieure ; augmentés de l'histoire et de la marche de ce fléau, et de quelques réflexions sur la salubrité de la ville de Nantes et les heureuses améliorations que cette ville a subies sous ce rapport.

PAR UN MÉDECIN DE CETTE VILLE.

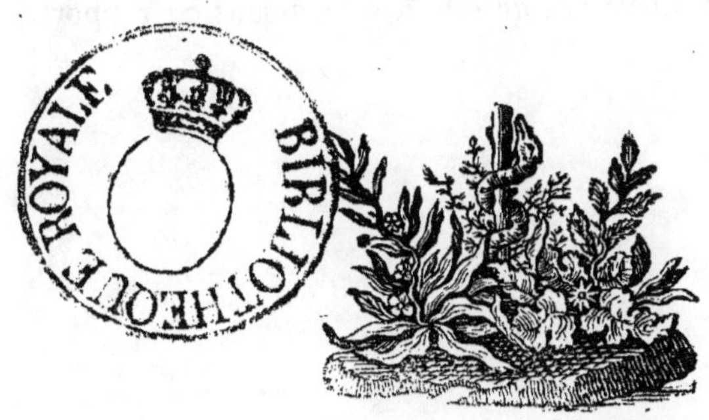

NANTES.

A LA LIBRAIRIE INDUSTRIELLE D'AUG. LAURANT,

PLACE DU COMMERCE, N° 12.

1832.

NOTE DE L'EDITEUR.

Nous avons pensé qu'il pouvait être utile de publier à Nantes une courte notice sur le choléra-morbus, et nous nous sommes adressé à l'un des médecins de cette ville, qui nous a donné un résumé des mesures préservatrices les plus sages, renfermées dans l'instruction de la commission centrale de salubrité de Paris, et dans un article parfaitement raisonné du journal le *Cultivateur* : résumé auquel il a ajouté un tableau de la marche du choléra, d'après la carte géographique du docteur Lombard et quelques réflexions sur la salubrité de notre ville et les heureuses améliorations qu'elle a subies sous ce rapport.

LE CHOLERA-MORBUS.

Le choléra-morbus règne habituellement dans l'Inde et surtout dans les environs de Calcutta. Cette ville se trouve bâtie au bord du Gange, au milieu de plaines marécageuses. Pendant le jour, la chaleur d'un climat brûlant dessèche les canaux dont la ville et les campagnes sont coupées; le soir, la fraîcheur de l'atmosphère les couvre d'un brouillard qui pénètre et qui enlève au corps toute sa chaleur; c'est de plus l'habitude chez les naturels du pays, de ne point enterrer leurs morts, mais de les déposer dans le Gange. Par suite, aux alternatives d'une chaleur accablante et d'un froid humide, se joignent les exhalaisons si dangereuses, surtout dans les pays chauds, de cadavres en putréfaction.

Les personnes qui, après avoir subi les chaleurs de la journée, s'exposent à la fraîcheur de la nuit, sont plus exposées que les autres au choléra; elles ressentent bientôt un malaise général, suivi de douleurs violentes à l'estomac, de vomissements et de selles fréquentes accompagnées de crampes dans les membres et du refroidissement des extrémités du corps. Les premiers vomissements n'ont rien d'extraordinaire, mais ensuite les malades ne rendent plus que des matières blanchâtres insipides. Les traitements en usage dans l'Inde varient beaucoup : généralement on emploie de prime-abord un mélange d'eau de menthe et de laudanum à l'intérieur, en même temps qu'on applique des cataplasmes sur le ventre et la moutarde sur les extrémités. Il paraît que cette méthode est très-efficace : au dire des voyageurs, c'est la seule qui soit usitée à Batavia, où il règne très-souvent.

Le choléra-morbus se montre assez fréquemment dans nos contrées, mais il n'y règne pas épidémiquement : il a été décrit par nos chroniqueurs sous le nom de *trousse-galant*, dénomination adoptée sans doute à cause de la promptitude de ses fâcheux résultats ; il a été décrit aussi par les médecins de la plus haute antiquité. C'est, disaient-ils, *une maladie aiguë avec vomissements et selles répétés, contracture des membres et refroidissement des extrémités ; le pouls est faible, souvent insensible.* La fréquence du choléra dans nos climats tempérés, coïncide avec l'état électrique de l'atmosphère et les dernières chaleurs d'un long été ; cependant on le voit aussi quelquefois se développer pendant les saisons froides ; mais le choléra que l'on voit dans nos contrées n'a point habituellement tous les caractères et la gravité du choléra épidémique qui règne aujourd'hui.

NAISSANCE

ET MARCHE DU CHOLÉRA-MORBUS.

Les premiers ravages du choléra épidémique qui vient de paraître à Paris, ont commencé en 1817, à Jessore, ville située à trente lieues environ au N.-E. de Calcutta ; il sévissait alors avec une violence qui a toujours été depuis en s'affaiblissant ; bientôt la ville de Calcutta fut envahie. En 1818, l'épidémie se répandit dans tous les sens ; elle attaqua une armée anglaise composée de 10,000 anglais et de 8000 indigènes. En douze jours, 9,000 hommes avaient succombé, parmi lesquels très-peu d'officiers ; le marquis de Hastings fit cesser cette épouvantable mortalité en transportant son camp sur un terrain sec et élevé. En 1819, la maladie gagna l'Ile de Ceylan et celle de Sumatra, toutes les deux situées aux extrémités des péninsules de l'Inde. Madras, Cochin, Calicut et Bombay furent ravagés la même année. A Malaca il périt plus de 400 personnes en peu de jours. La capitale du royaume de Siam perdit, dit-on, plus de 40,000 personnes. Comme le peuple attribuait cette maladie à l'influence d'un mauvais génie qui avait cherché refuge dans les eaux de la mer, sous la forme d'un poisson, les prêtres du pays célébrèrent sur la côte une grande solennité religieuse pour exorciser cette espèce de démon ; mais la réunion d'une multitude immense redoubla la furie du mal : 7,000 personnes furent victimes de cette réunion. La même année, le choléra parvint à Bourbon et à l'Ile-de-France. En 1820, il borna ses ravages dans les lieux infectés précédemment. En 1821, il parut sur les bords du golfe Persique, remonta le Tigre et pénétra en Perse. A Schiraz, les ravages furent épouvantables : sur 35,000 habitants, 6,000 périrent en 18 jours. Dans le même temps, ce fléau pénétrait à Java et à Bornéo. En 1822, les progrès furent moins considérables. En 1823, il parvint en Chine : il parcourut cet immense empire, en suivant, pour ainsi dire, le bord des canaux; il semblait choisir ses victimes parmi les personnes qui vivaient dans l'intempérance et la saleté. A cette occasion, nous pouvons citer ces paroles remarquables de l'empereur, qui servirent beaucoup, en ranimant le courage de ses sujets, à diminuer l'intensité de l'épidémie dans sa capitale : « Ne croyez pas que la maladie soit plus forte que vous; les gens craintifs sont les seuls qui en meurent. » Ce fut aussi en 1823 que le choléra se montra dans la Syrie, sur les bords de la Méditerranée. En 1824, le mal parut s'arrêter dans ses progrès. En 1826, il dépassa la grande muraille de la Chine, et parvint à Kukuchottou, d'où il pénétra jusque dans le centre de la Russie asiatique. En 1827, le choléra regnait sur les bords du lac Aral et de la mer Caspienne ; en 1828, il continua sa route vers le nord de l'Asie. En 1829, il cessa ses ravages dans l'Inde, mais il reparut en Perse et vint se montrer sur les frontières du sol européen. En 1830, il reparut aux isles Philippines et s'étendit à l'ouest sur les bords de la mer Noire, de la mer d'Asow, et ravagea une grande partie de la Russie. En 1831, le choléra-morbus s'est montré à Pétersbourg, à Riga, en Pologne, en Prusse, à Vienne (en Autriche), en Hongrie. Enfin après avoir parcouru quelques villes en Angleterre, il vient de se manifester à Paris. Jusqu'ici, le choléra a fait bien moins de victimes dans les pays civilisés que partout ailleurs. C'est ainsi qu'à Berlin, dans l'espace de 3 mois, le choléra n'a fait périr que trois individus sur mille habitants; la plupart de ceux qui ont succombé occupaient des maisons basses et humides, situées dans des rues étroites et sans ventilation, ou sur les bords de l'eau, et menaient une vie peu réglée.

MOYENS

DE RECONNAITRE ET DE GUÉRIR LE CHOLÉRA.

Le choléra-morbus ne justifie pas, à beaucoup près, tout l'effroi qu'il inspire, surtout pour nous, qui vivons à l'extrémité occidentale de l'Europe, et qui jouissons d'une aisance et d'une civilisation inconnue aux peuples de l'Orient. En effet, le danger d'être attaqué de cette maladie (non d'en mourir, lorsqu'on en est pris) semble diminuer à mesure qu'on se rapproche de nos contrées. Il est d'ailleurs vraisemblable que les soins de l'administration publique y ont une grande part. Quoiqu'il en soit, les hommes de tous les rangs de la société ont été victimes du choléra, surtout lorsqu'ils étaient intempérants et ignoraient ou négligeaient les règles de l'hygiène.

Beaucoup d'épidémies, comme celles de petite vérole, de scarlatine, de typhus, etc., etc., qui ne répandent pas autant de terreur, parce que nous les voyons de temps à autre, sont pourtant bien plus meurtrières. Je citerai encore, pour certains cantons marécageux, les fièvres qu'on y observe tous les ans. Seulement, à nombre égal de malades, le choléra-morbus épidémique compte beaucoup plus de morts, lorsqu'il commence à se manifester. Enfin, l'alarme qu'il occasionne s'est assez promptement dissipée dans les populations de l'Allemagne, à mesure qu'il les a envahies; et, à Vienne, à Berlin, à Stettin, à Magdebourg, à Hambourg, etc., la mortalité n'a pas augmenté très-sensiblement, assure-t-on, depuis que le choléra y règne. On dirait que ceux qui, dans les temps ordinaires, succombent à plusieurs maladies, ont succombé cette année au choléra. Au reste, c'est une chose communément observée pendant les épidémies, que les autres maladies diminuent de fréquence et semblent faire place à celle qui domine; de sorte que souvent le nombre des morts et même celui des malades n'est pas ou est à peine augmenté.

On ne décrira pas ici les signes auxquels les médecins reconnaissent le choléra, il suffit de dire que tout individu qui n'offre pas, dans le cours de sa maladie, d'adord une altération profonde des traits de la face, qui s'accompagne bientôt de vomissements et de selles, puis d'un sentiment de gêne, d'oppression dans la poitrine et de crampes, de convulsions dans les membres, surtout dans les membres supérieurs, enfin d'un froid comme glacial du corps, avec insensibilité du pouls, n'a point le choléra. C'est le plus généralement la nuit et vers le matin qu'il attaque.

Une fois qu'il existe dans un pays, beaucoup de causes l'occasionnent : ce sont, pour tout le monde, les fatigues, les refroidissements subits, mais principalement les excès dans le boire et le manger, et généralement ce qui, en tout temps, produirait une mauvaise digestion, à plus forte raison une indigestion véritable: partout les ivrognes ont été plus fréquemment atteints que les autres. A ces causes, il s'en joint de particulières pour les habitants des campagnes : ce sont les travaux de culture les plus rudes faits par un soleil ardent, une pluie reçue sur le corps lorsqu'on est en sueur, un refroidissement brusque de l'atmosphère à la suite d'un orage, le sommeil ou le simple repos à l'ombre, dans un lieu frais ou sur un sol humide, lorsqu'on est harrassé de fatigue ou qu'on a très-chaud, et, dans ces dernières circonstances, les boissons froides, si on les prend en trop grande quantité.

Il en résulte que les meilleurs moyens de se préserver du choléra consistent à éviter soigneusement ces causes, et toutes celles d'ailleurs qu'on sait produire du mal sur sa santé. La manière de se nourrir est surtout un point important; la sobriété ne saurait être trop recommandée; il ne faut point attendre que l'on soit entièrement repu pour cessér de manger. Le vin pris en quantité modérée, est une boisson convenable pendant le repas et à la fin du repas; mais il doit être de bonne qualité. Il vaux mieux boire moitié moins de vin et le choisir de qualité supérieure. Les vins jeunes et aigres sont plus nuisibles qu'utiles. Le vin rouge est préférable au blanc. Ceux qui ont le moyen de le mélanger avec une eau gazeuse, telle que l'eau de Seltz naturelle ou factice feront très-bien de se servir de cette boisson salubre et agréable.

La bière et le cidre, surtout lorsque ces boissons sont trop jeunes, qu'elles n'ont pas bien fermenté, ou qu'elles sont aigres, disposent aux coliques, à la diarrhée, et deviennent ainsi très-dangereuses. Ce qui vient d'être dit s'applique à plus forte raison au vin doux ou moût.

J'ajoute comme précautions utiles: de se vêtir assez chaudement, de n'ouvrir chaque matin ses portes et fenêtres qu'après être entièrement habillé, et de rentrer chaque soir de bonne heure. Il faudra en outre veiller plus que jamais à la propreté du logement et de ses abords, ne point faire sécher de linge dans la chambre où l'on couche et éviter tout courant d'air pendant les nuits, et de poser les pieds nus sur le sol ou sur le carreau. J'oubliais de mentionner parmi les pièces les plus utiles de l'habillement, une large ceinture ventrale et des chaussons de laine: on les a prescrits aux soldats de la garnison de Berlin, et, de plus, sur une haute paie qu'on leur accorde, ils sont obligés de se fournir une soupe matin et soir, et, chaque matin, une petite dose d'eau-de-vie amère; une cuillerée de quinquina vaudrait encore mieux. L'influence préservatrice de toutes ces précautions ne paraît pas douteuse.

Il faut avoir grand soin des plombs et des latrines, qu'on nettoiera au moins une fois par jour avec de l'eau chlorurée, ou au moins avec de l'eau. On fera bien de tenir constamment bouchées par un tampon les ouvertures des tuyaux en plomb ou en fonte qui communiquent aux pièces à laver ou aux cuvettes extérieures, et de ne les déboucher qu'au moment de s'en servir.

Les vitres devront être nétoyées au moins une fois par semaine, car l'action de la lumière est nécessaire à la santé de l'homme. Les fumiers, les excréments, les débris d'animaux et de végétaux réclament beaucoup d'attention. On devra, en conséquence, empêcher leur accumulation en les faisant enlever le plus promptement possible. On se débarrassera des animaux domestiques inutiles ; on s'abstiendra d'élever des porcs, des lapins, des poules, ou de nourrir des pigeons, etc., dans les lieux resserrés ou dans les cours peu spacieuses, ou qui n'ont pas d'air.

Les habitants des maisons, particulièrement dans les quartiers populeux, devraient à cet égard se surveiller mutuellement; ils devraient en outre contribuer, chacun pour sa part, à la propreté des rues, surtout lorsqu'elles sont étroites : il y va de l'intérêt de tous.

Il faut avoir soin de ne pas habiter, et plus encore de ne pas coucher en trop grand nombre dans la même pièce ; de l'aërer le matin, et encore dans la journée, en ouvrant le plus longtemps et le plus souvent possible les portes et les fenêtres. Il conviendra aussi de placer, dans les pièces habitées, un large vase contenant de l'eau chlorurée (1). On peut enfin favoriser

---

EAU CHLORURÉE.

(1) Prenez chlorure de chaux sèche, une once ; eau, un litre. On verse sur le chlorure de chaux une petite quantité d'eau pour l'amener à l'état pâteux ; puis on le délaie dans la quantité d'eau indiquée ;

le renouvellement de l'air en faisant, pendant quelques minutes, un feu bien clair et flamboyant dans la cheminée.

Quant aux secours à donner au malade, en l'absence et en attendant l'arrivée du médecin, je commencerai par rassurer les personnes qui pourraient craindre qu'il y ait du danger à le faire. En Russie, en Pologne, en Prusse, en Autriche, en Hongrie, on a cru de prime-abord ce mal contagieux; mais, à mesure qu'on l'a mieux observé, on a abandonné cette opinion : les faits qui l'appuyaient ont été reconnus pour la plupart comme faux, et il est bien certain aujourd'hui qu'aucun de ceux qui approchent des cholériques, qui respirent leur haleine, touchent leurs déjections, et qui seraient les premiers atteints si la maladie se transmettait des individus malades aux bien portants, il est bien certain, dis-je, que ces personnes ne sont pas attaquées plus souvent que les autres. Par conséquent, les communications avec les malades, les soins qu'on leur prodigue n'ajoutent rien aux chances de contracter le choléra.

Dans le but de dissiper, s'il est possible, le refroidissement du corps et de faire cesser la gêne extrême de poitrine, les crampes, les vomissements, les coliques, les déjections, ou bien de prévenir tous les effets de la maladie, s'ils n'existent pas encore, on s'empressera, dès qu'un individu se sentira mal, de le mettre dans un lit bien chaud : on ne saurait trop se hâter, car une heure, une demi-heure de retard, ou même moins, peut rendre inutiles tous les secours les mieux administrés d'ailleurs.

On commencera par faire prendre, de quinze en quinze minutes, de vingt en vingt minutes, une tasse, une verrée

---

on tire la liqueur à clair et on la conserve dans des vases de terre ou de grès bien fermés.

On peut aussi employer avec avantage l'eau chlorurée préparée avec le chlorure d'oxide de sodium, en mettant une once de chlorure dans dix à douze onces d'eau.

d'une infusion légère très-chaude et sucrée de fleurs de camomille ou de fleurs de menthe, de mélisse, de sauge, de thé, ou même d'eau chaude seule. Un de nos plus savants médecins militaires, M. le docteur Chamberet, qui a été en Pologne étudier le choléra, nous a appris que l'emploi de ce moyen très-simple (de l'eau chaude seule) a été suivi de beaucoup de succès ; il a d'ailleurs, comme les infusions aromatiques légères dont il vient d'être parlé, le grand avantage d'être favorable à tous les cas qui peuvent se déclarer.

En même temps qu'on combat la maladie par des boissons chaudes, on l'attaque à l'extérieur. Pour cela on réchauffe le malade avec des couvertures presque brûlantes. On place autour de ses membres des bouteilles remplies d'eau chaude, et l'on promène sur les différentes parties du corps, mais à travers les couvertures et partout où le froid se fait sentir, une bassinoire dans laquelle on a mis du feu, ou bien, ce que l'on peut aisément se procurer dans tous les ménages, des fers à repasser suffisamment échauffés. La manière de se procurer instantanément des couvertures assez chaudes n'est pas de les mettre devant le feu, ce moyen exige trop de temps ; mais au dessus du feu, dans une marmite, un chaudron à sec et bouché de son couvercle.

On fera aussi, en les répétant s'il le faut, pendant cinq à six heures de suite, des frictions sèches par dessus le drap, ou par dessus une autre étoffe mince, afin d'éviter tout contact de l'air extérieur qui pourrait refroidir. Ces frictions seront faites avec une brosse ou bien avec la propre main, que l'on passera et repassera rapidement sur les parties souffrantes. On pourrait encore les pratiquer avec des flanelles chaudes, ou tout autre tissu imbibé d'essence de thérébentine, ou d'eau-de-vie soit simple, soit camphrée ; mais alors, ce serait au dessous du drap et à nu.

Une chose importante pendant toutes ces opérations et qu'il ne faut point perdre de vue, c'est de ne pas découvrir le malade d'un côté pendant qu'on le réchauffe de l'autre. S'il couchait dans une alcôve, on commencerait, pour les faire, par tirer le lit au milieu de la pièce.

Un excellent moyen, si nous en croyons les rapports, serait, pour provoquer la sueur, de faire prendre au malade un bain de vapeur, qui peut se donner partout comme il suit: — On met dans une marmite, dans une grande casserole, deux pintes de vinaigre, et, si l'on en a, une forte poignée de sauge ou de romarin, de lavande, de thym, d'un autre plante aromatique, ou de fleur sèche de sureau; la marmite ainsi préparée se place au dessous d'une chaise sur laquelle le malade s'assied nu. Il est parfaitement enveloppé, à l'exception de la tête avec des couvertures qui pendent à terre de tous côtés et que l'on replie sous ses pieds en avant; puis à l'aide d'un trou pratiqué en arrière, au dessous du siége, on projette dans la marmitte, et un à un, des cailloux rougis au feu. En tombant dans le liquide, ils font développer des vapeurs abondantes très-chaudes, et qui entourent le malade sans pouvoir s'échapper. Ce bain ne durera pas plus d'une demi-heure. Lorsqu'on le cessera, le malade sera rapidement enveloppé et essuyé avec une couverture sèche et brûlante, puis déposé ainsi dans son lit avec toutes les précautions précises. Sans ces précautions, la sueur s'arrêterait, et alors le bain cesserait d'être utile. C'est pourquoi je conseille aux personnes qui ne pourraient ou craindraient de ne pouvoir remplir toutes les conditions recommandées, de remplacer le bain de vapeur humide par un bain de vapeur sèche qui se donnerait dans le lit, en brûlant sous les couvertures dans une bassinoire ou dans une espèce de casserole, des baies ou grains de genièvre, dont la fumée se répandrait tout autour du malade.

S'il éprouve des coliques ou pincements d'entrailles, on appliquera sur deux linges, sur tout le ventre et particulièrement sur le creux de l'estomac, s'il y a des vomissements, un cataplasme fait avec parties à peu près égales de son et de fleurs ou feuilles légères de plantes aromatiques, que l'on aura préalablement fait cuir ensemble durant un quart d'heure et exprimés fortement pour en faire partir l'eau. L'important est d'appliquer ce cataplasme très-chaud. Si l'on avait de la farine de graines de lin, on s'en servirait en place de son. Enfin, on entourera, s'il le faut, les pieds et les jambes, pour y ramener la chaleur, avec de pareils cataplasmes auxquels on pourra joindre, afin de les rendre plus actifs, si l'état du malade paraît très-grave, un quart de farine de moutarde, si l'on en a sous la main.

Quand, malgré l'emploi de tous les moyens indiqués jusqu'ici, le malade empire, ou quand il a une forte gêne, une forte oppression de la poitrine, quand le malade étouffe, c'est le moment de pratiquer une saignée, si l'on se sent capable d'ouvrir une vaine du bras. Si l'on avait affaire à une persone dans la force de l'âge, il vaudrait mieux pratiquer la saignée tout de suite : c'est un point sur lequel les médecins sont le plus d'accord; il arrive très-souvent que le sang s'échappe avec peine de l'ouverture ; c'est même un des caractères de la maladie : on facilite alors sa sortie en plongeant le bras dans de l'eau bien chaude, ou en faisant sur ce membre des frictions sèches.

Je regarde les autres remèdes auxquels les médecins pourraient d'ailleurs recourir avec succès, comme inutiles ou même dangereux entre les mains des autres : voilà pourquoi je n'en parle point.

Si l'on ne s'empresse de porter des secours dès les premières atteintes du mal, et même dès qu'il y a fatigue, malaise, affaiblissement des forces, douleurs dans le ventre ou à l'estomac, le choléra est toujours une maladie grave, et, pour peu que l'on tarde lorsqu'il est développé déjà, il fait périr environ la moitié des malades, excepté quand l'épidémie est à sa fin; mais, lorsqu'on s'y prend à temps, avec les moyens assez simples qu'on a faits connaître, il guérit beaucoup plus souvent et d'autant plus souvent que l'administration de ces moyens a moins tardé. Voilà pourquoi la commission centrale de salubrité de Paris avait arrêté que, si le choléra-morbus venait à sévir dans cette ville, on y établirait aussitôt dans chaque quartier un ou plusieurs corps de garde de médecins où se trouveraient réunis tous les secours d'urgence à donner aux cholériques à leur domicile. Il faut d'ailleurs bien se persuader qu'il n'y a aucun remède particulier ou spécifique contre le choléra.

Lorsqu'à l'aide des moyens qui viennent d'être décrits, on a ranimé l'action du cœur, rendu le pouls sensible, dissipé le froid de la peau et excité la sueur, on peut beaucoup espérer la guérison. Néanmoins la convalescence n'est pas encore commencée, et l'on ne saurait pour le reste se dispenser de recourir aux lumières d'un médecin. Partout, les enfants sont, à ce qu'il paraît, assez rarement atteints de la maladie.

Nous croyons devoir terminer cette instruction en priant très-instamment le public de n'ajouter aucune foi aux prétendus moyens préservatifs et curatifs dont les charlatans cupides font vanter les propriétés dans les journaux, ou qu'ils annoncent par des affiches placardées sur les murs de la capitale. Si l'autorité était assez heureuse pour connaître un semblable moyen, elle ne manquerait pas de le publier et de le re-recommander.

DE LA SALUBRITÉ

DE LA VILLE DE NANTES.

Dans le 14e, le 15e et le 16e siècle, les épidémies étaient très-fréquentes et très-meurtrières à Nantes. De douze en douze ans, terme moyen, l'on voyait de grandes mortalités, suite naturelle et nécessaire de l'insalubrité des lieux et de la misère du peuple. L'une de ces épidémies fit périr en quelques mois quatre mille personnes, et la population n'était au plus que de quarante mille habitants. A cette époque, une douve, appelée douve Saint-Nicolas, s'avançait jusqu'auprès de l'emplacement actuel de l'hôtel des Etrangers, en formant une île sur le milieu de la place Royale. Au lieu où se trouve aujourd'hui la halle aux grains, on lançait des navires. Entre l'écluse et le pont du Port-Communeau, l'Erdre formait un vaste marécage dans lequel on comptait cinq îles ; les douves du château étaient remplies d'eau : de là des exhalaisons très-pernicieuses, dont nos pères devaient nécessairement éprouver l'influence. Il faut ajouter que la Loire était barrée presque sous tous les ponts par des pêcheries qui rendaient les innondations plus fréquentes et plus considérables ; que la plupart des rues étroites et bordées de maisons élevées, comme encore aujourd'hui celle de la Bletterie, ne permettaient pas à l'air de circuler librement, et ne recevaient jamais la lumière du soleil; que la police laissait circuler les oies et les porcs; qu'il n'y avait de latrines que dans un petit nombre de maisons, et que les immondices étaient jetées par les fenêtres. D'un autre côté, les mesures sanitaires prescrites par les médecins d'alors et par la communauté des bourgeois étaient insuffisantes; le plus souvent on se bornait à défendre aux malades et aux convalescents de paraître en public, à moins d'avoir un habit particulier, une sonnette et une baguette blanche; aux gens bien portant, d'approcher des malades. Quelquefois on enfermait ceux-ci dans leurs demeures, et l'on apposait sur la porte les sceaux de l'état. Les vivres et les médicaments leur étaient passés par les fenêtres. Le plus souvent pour completter ces soins hygiéniques l'on faisait une procession à Saint-Sébastien, dans laquelle on portait un cierge énorme qui faisait le tour de l'église tant il était long.

Anjourd'hui, Dieu merci! notre ville est beaucoup plus salubre: les marécages de l'Erdre sont comblés, ainsi que la douve St-Nicolas; les fossés du château ont été transformés en jardin; les maisons ont presque toutes des latrines; les animaux immondes ne courent plus en liberté, et les médecins plus nombreux et plus éclairés savent trouver d'autres remèdes que celui de faire périr les malheureux malades en les faisant renfermer chez eux, ou de conseiller des processions à St-Sébastien. Nos ponts ne sont plus barrés par une suite presque continue de pêcheries; les anciens quartiers ont subi presque tous de notables améliorations, et les nouveaux quartiers nous offrent des rues larges, où la lumière pénètre, où l'air circule librement. Ainsi donc ne nous inquiétons point outre mesure de l'épidémie qui nous menace; nul doute d'ailleurs que la mairie ne s'empresse de prendre toutes les précautions que la prudence peut indiquer en pareille circonstance.

Nantes. — Imprimerie de W. BUSSEUIL et C.ie

www.ingramcontent.com/pod-product-compliance
Lightning Source LLC
LaVergne TN
LVHW052041160826
845678LV00003B/1461

* 9 7 8 2 3 2 9 6 2 6 7 2 7 *